집중력 훈련　　　　　　　　　　　년　월　일　요일

다른 그림 찾기

두 그림의 다른 부분 5곳을 찾아 동그라미 해보세요.

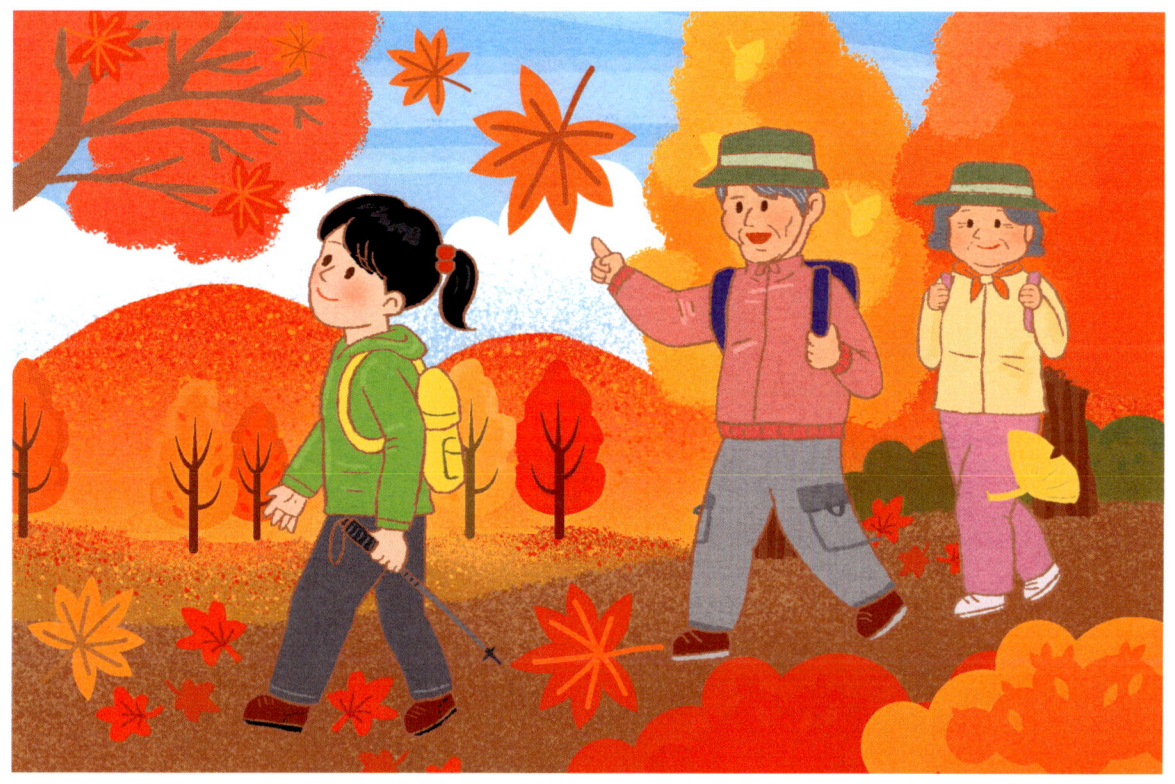

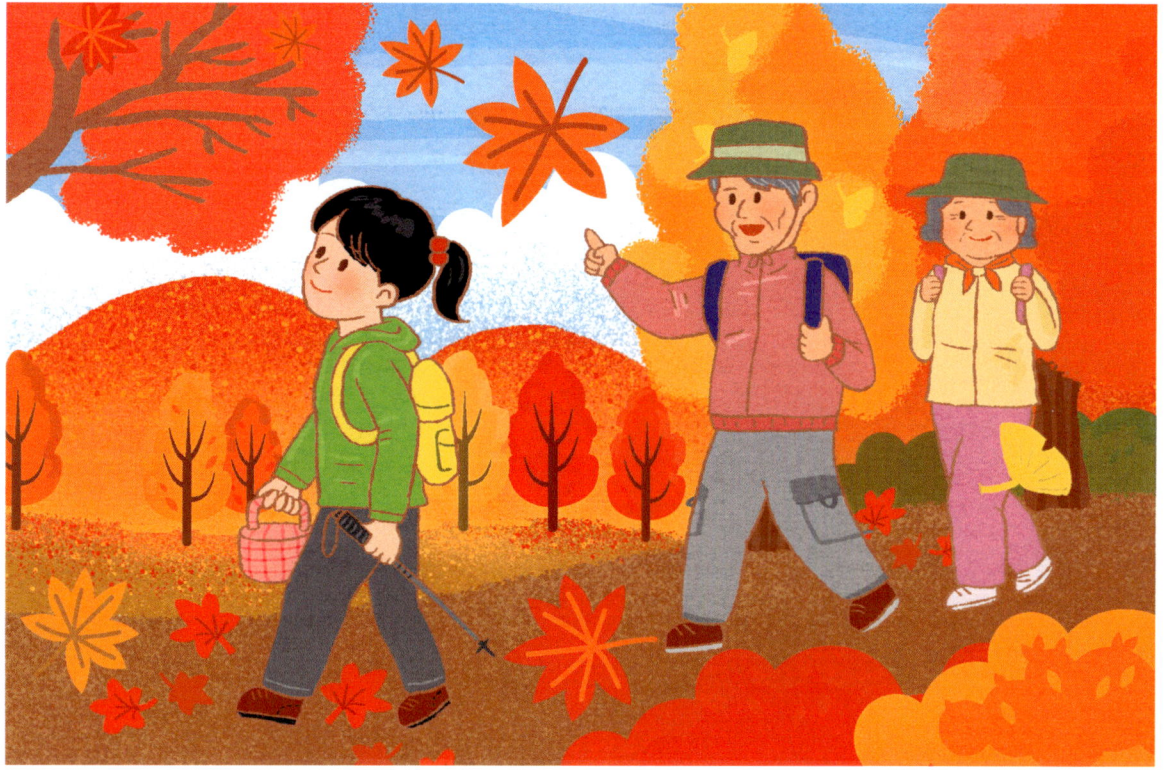

그림과 어울리는 문장 찾기

그림을 보고 어울리는 문장을 찾아 선으로 연결해 보세요.

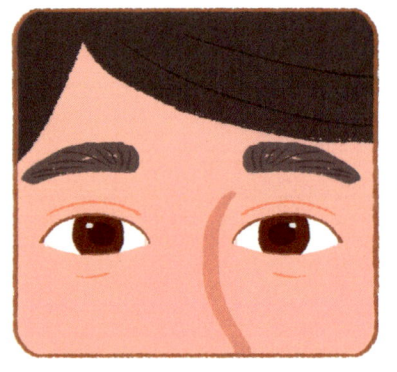   •   •   밤에 별들이 떠 있어요.

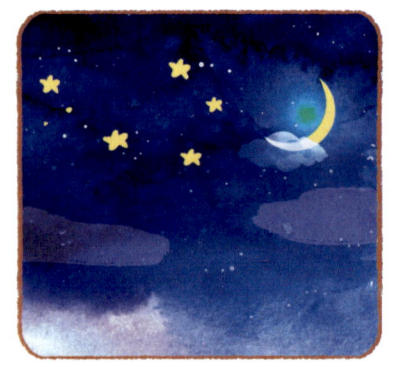   •   •   밤을 굽고 있어요.

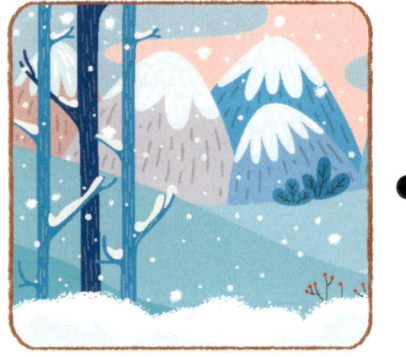   •   •   겨울에 눈이 내려요.

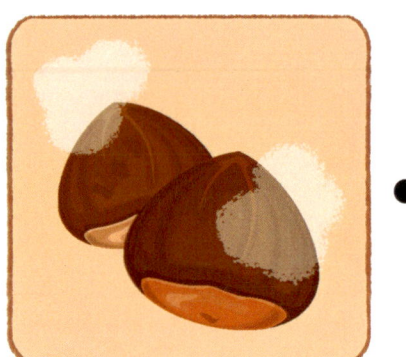   •   •   눈을 뜨고 있어요.

기억력 훈련 　　　　　　　　　　　　　　　　　　　년　월　일　요일

저녁 만들기 1

필요한 재료를 잘 기억하고, 다음 장으로 넘어가세요.

오늘 저녁엔 **된장찌개**를 하려고 해요. 냉장고에서 **애호박**, **두부**, **된장**, **고추**, **대파**를 꺼내주시겠어요?

기억력 훈련　　　　　　　　　　　　　　　　년　월　일　요일

저녁 만들기 2

앞 장을 잘 기억해 보고, 필요한 재료를 찾아 동그라미 해보세요.

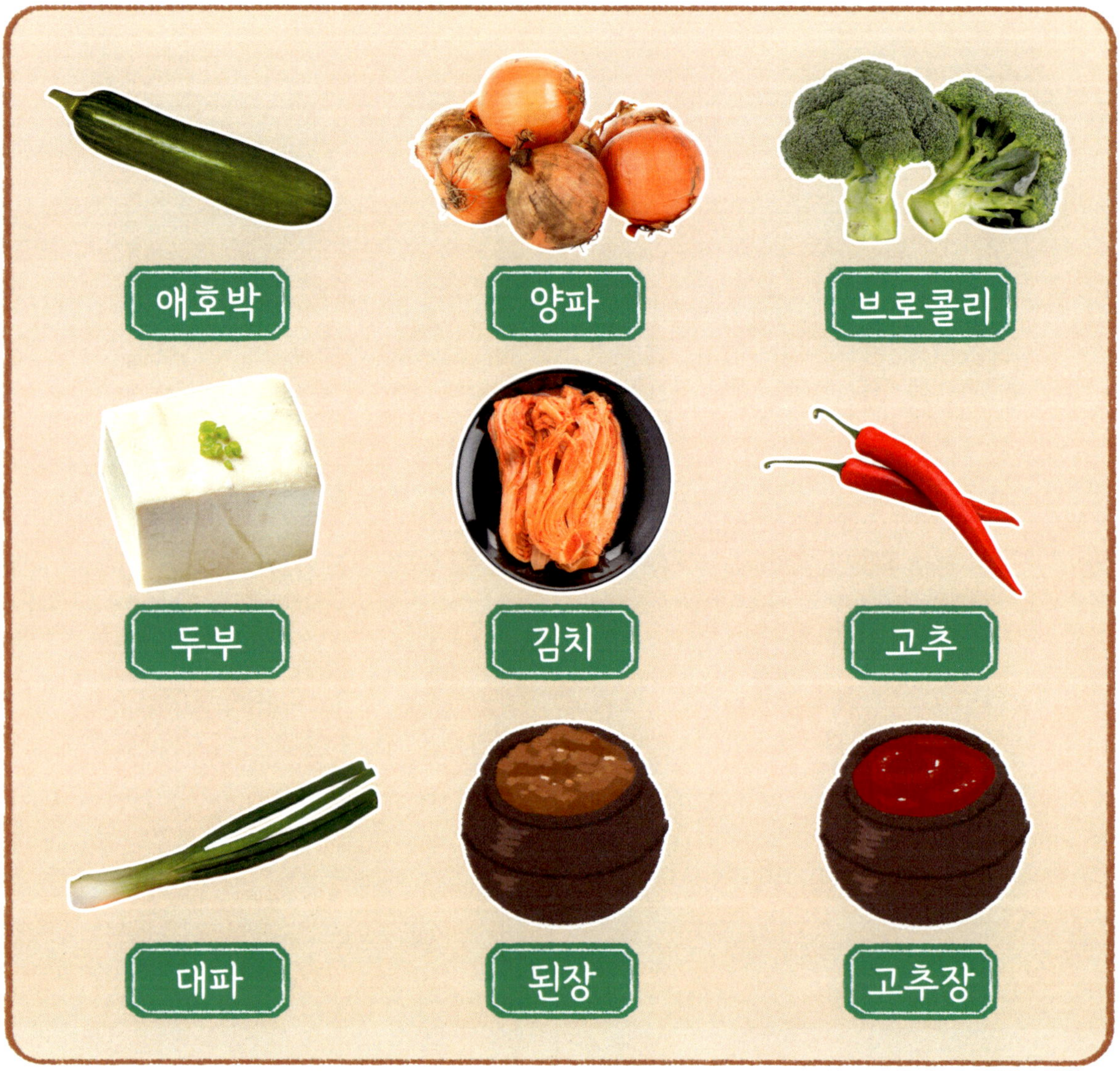

애호박	양파	브로콜리
두부	김치	고추
대파	된장	고추장

다음 중 저녁으로 만들려고 하는 음식은 무엇인가요?

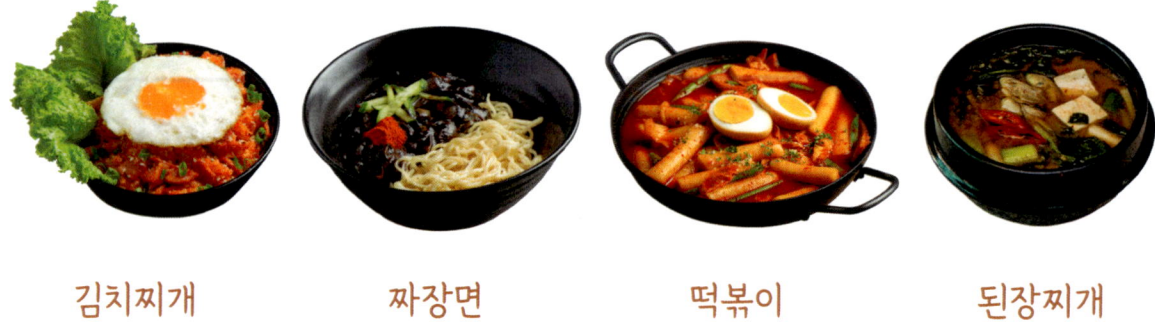

김치찌개　　　　짜장면　　　　떡볶이　　　　된장찌개

색종이 자르기

색종이를 반으로 접고 선을 따라 오리면 어떤 모양이 되는지 찾아 동그라미 해보세요.

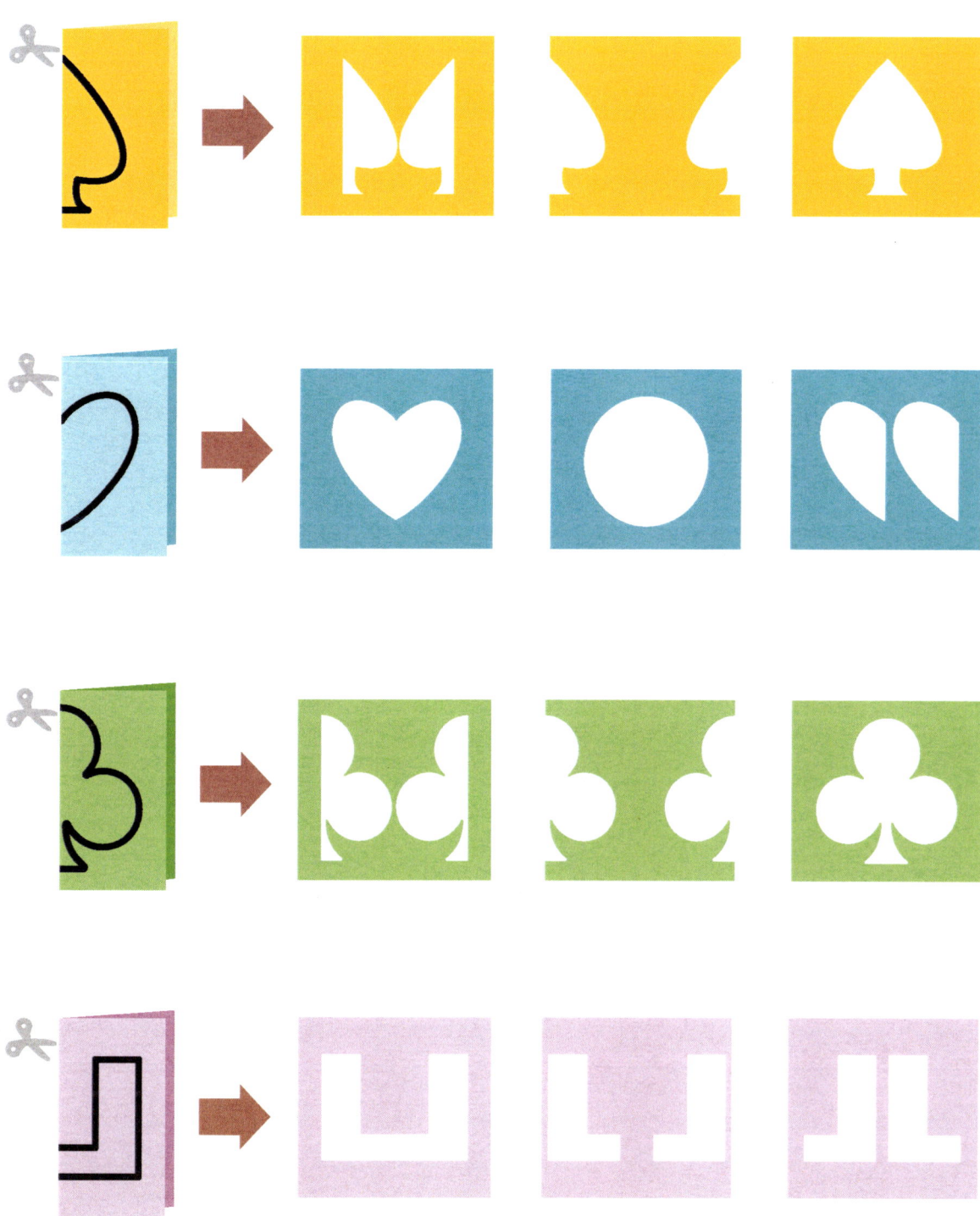

현실감각 훈련 　　　　　　　　　　　　　　　　　　　년　월　일　요일

어린 시절 추억하기

나의 어린 시절을 생각하며 아래 질문에 답해보세요.

어린 시절에 살았던 동네에 대해 설명해 보세요.

―――――――――――――――――――

―――――――――――――――――――

어린 시절 가장 좋아했던 연예인은 누구인가요? 그리고 그 이유는 무엇인가요?

―――――――――――――――――――

―――――――――――――――――――

어린 시절 가장 친한 친구는 누구였나요? 추억을 한 가지 적어보세요.

―――――――――――――――――――

―――――――――――――――――――

모양 따라 그리기

달고나에 그려진 점선을 따라 그려보세요.

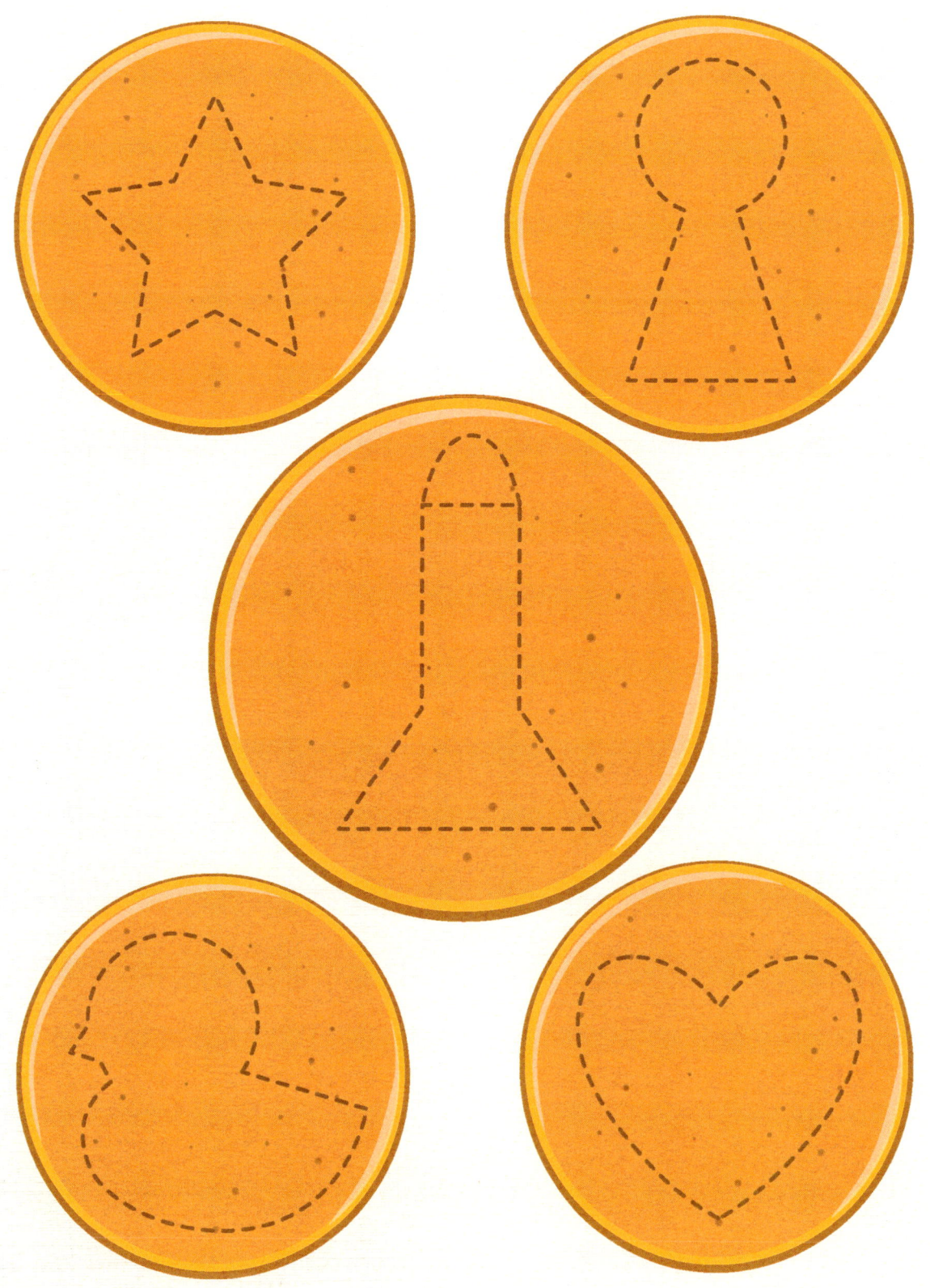

10이 되는 숫자

가로, 세로의 합이 10이 되는 숫자 네 군데를 찾아 선으로 연결하세요.

6	1	9	9	5	6
5	3	3	3	9	6
3	2	5	1	6	9
9	2	4	2	3	8
8	7	9	3	3	1
3	6	2	4	9	3
1	1	1	7	5	5

기억력 훈련

그림 기억하기 1

그림의 모양을 잘 기억하고, 다음 장으로 넘어가세요.

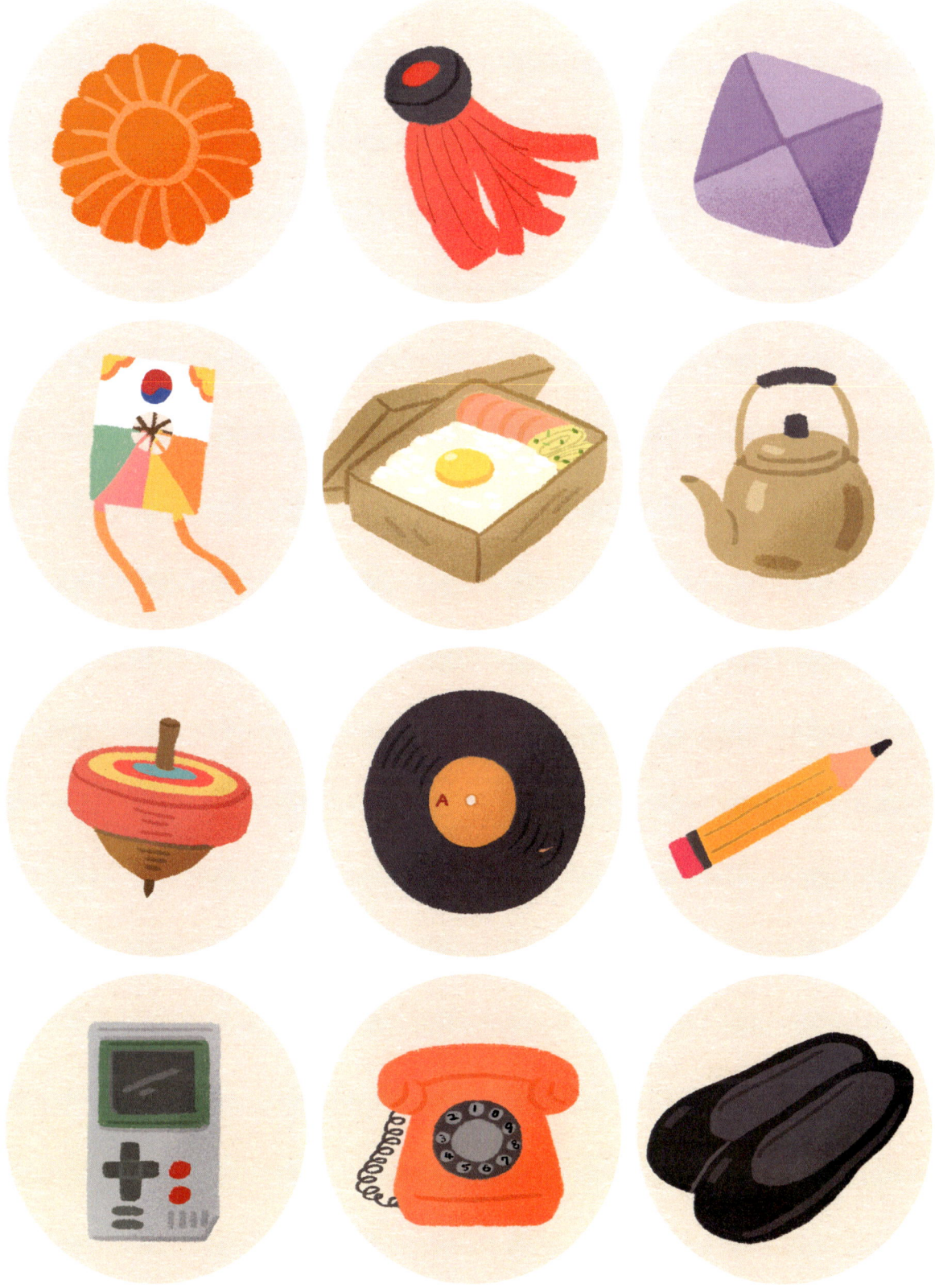

그림 기억하기 2

앞 장을 잘 기억해 보고, 바뀐 모습 다섯 군데를 찾아 동그라미 해보세요.

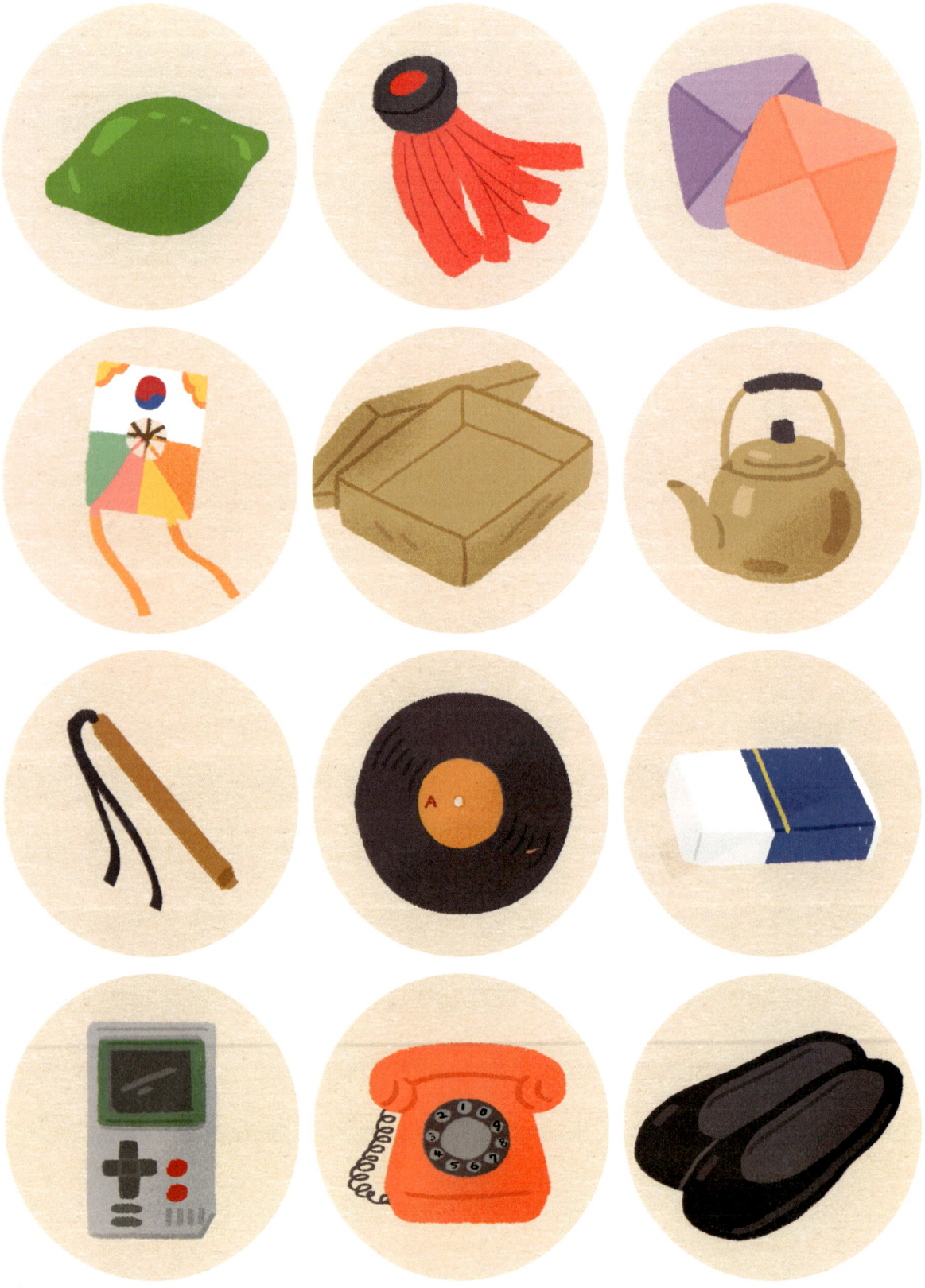

가로세로 낱말퀴즈

힌트를 보고 가로세로 낱말퀴즈를 풀어보세요.

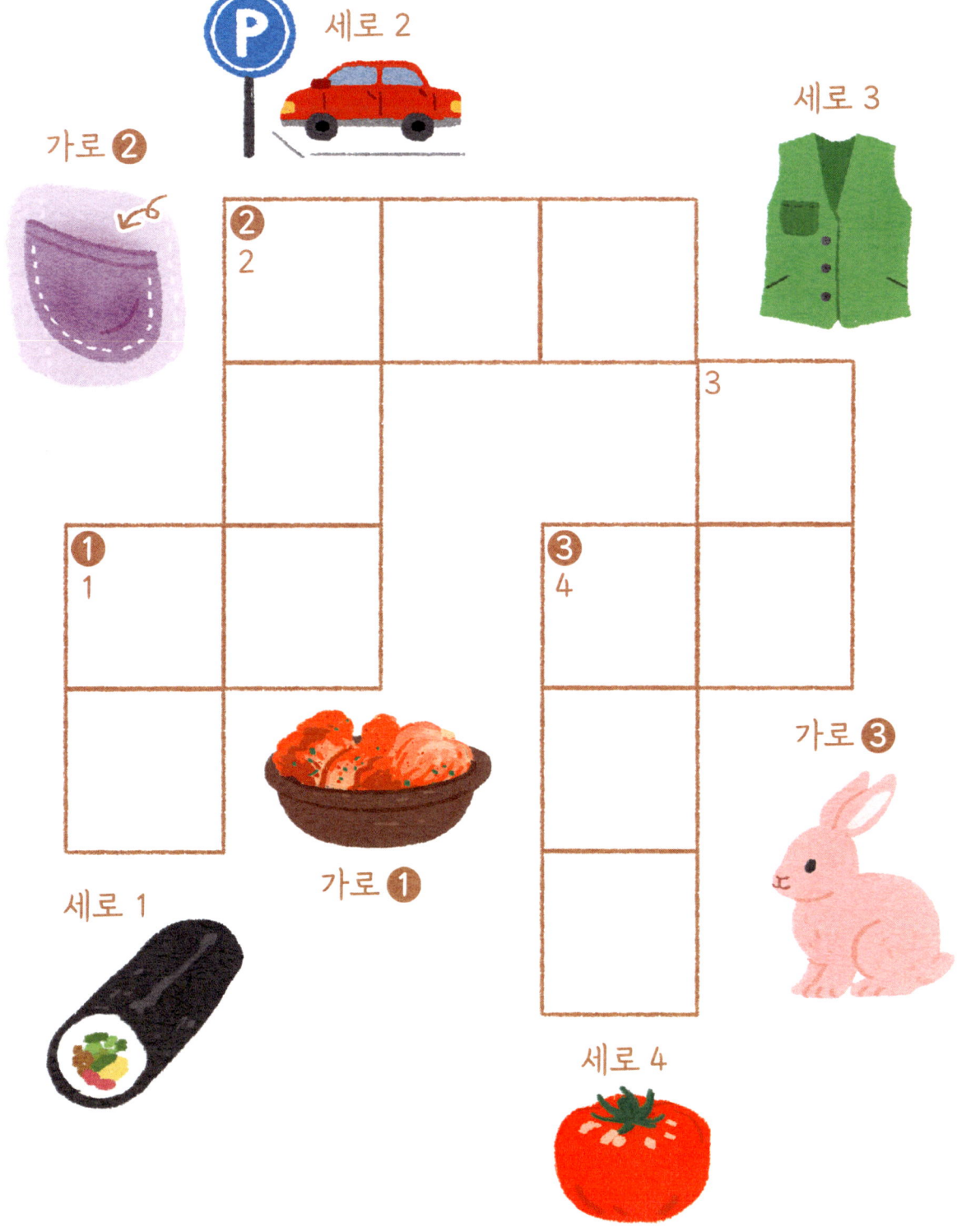

규칙 따라 길 찾기

아래의 규칙을 따라 출발에서 도착까지 가보세요.

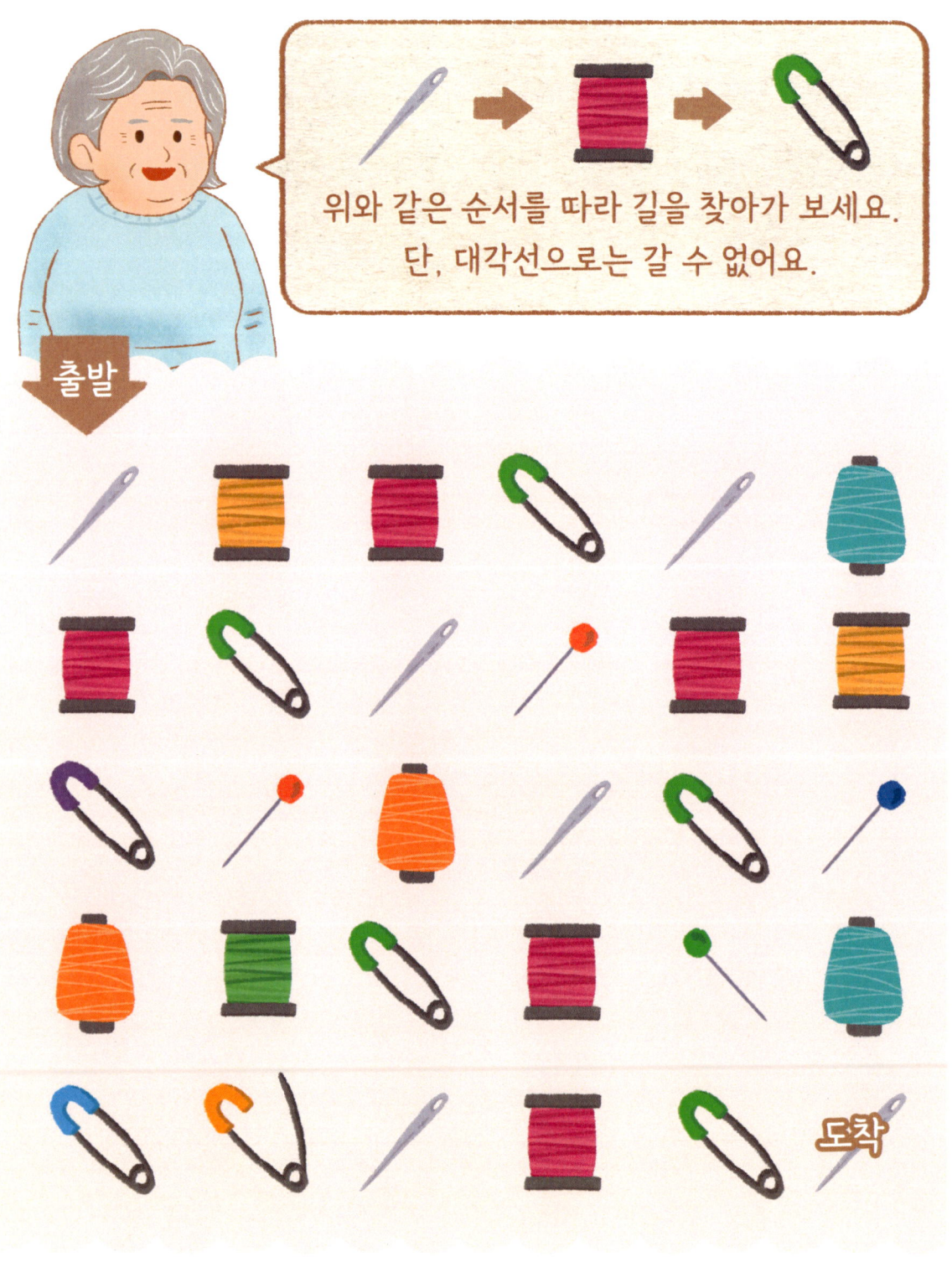

알맞은 시계 찾기

왼쪽 활동에 해당되는 시계를 찾아 선으로 연결해 보세요.

저녁 7시에 도착 예정입니다. •   •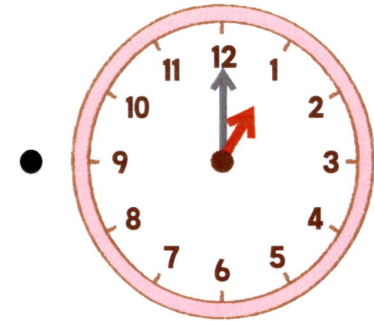

내가 좋아하는 드라마는 오후 9시 20분에 시작해. • •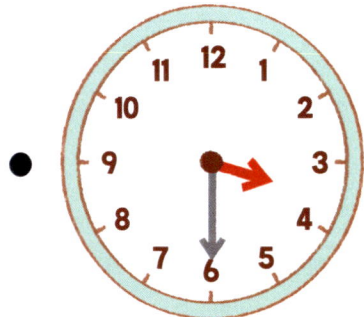

1시에 점심을 먹을 거야. •   •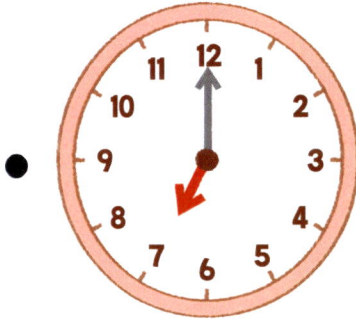

3시 30분에 알람이 울렸어. •   •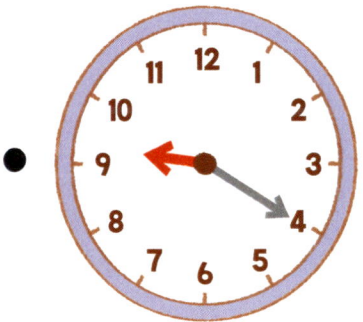

패턴 그리기

왼쪽 패턴을 보고 출발점에서 도착점까지 한 번에 따라 그려보세요.

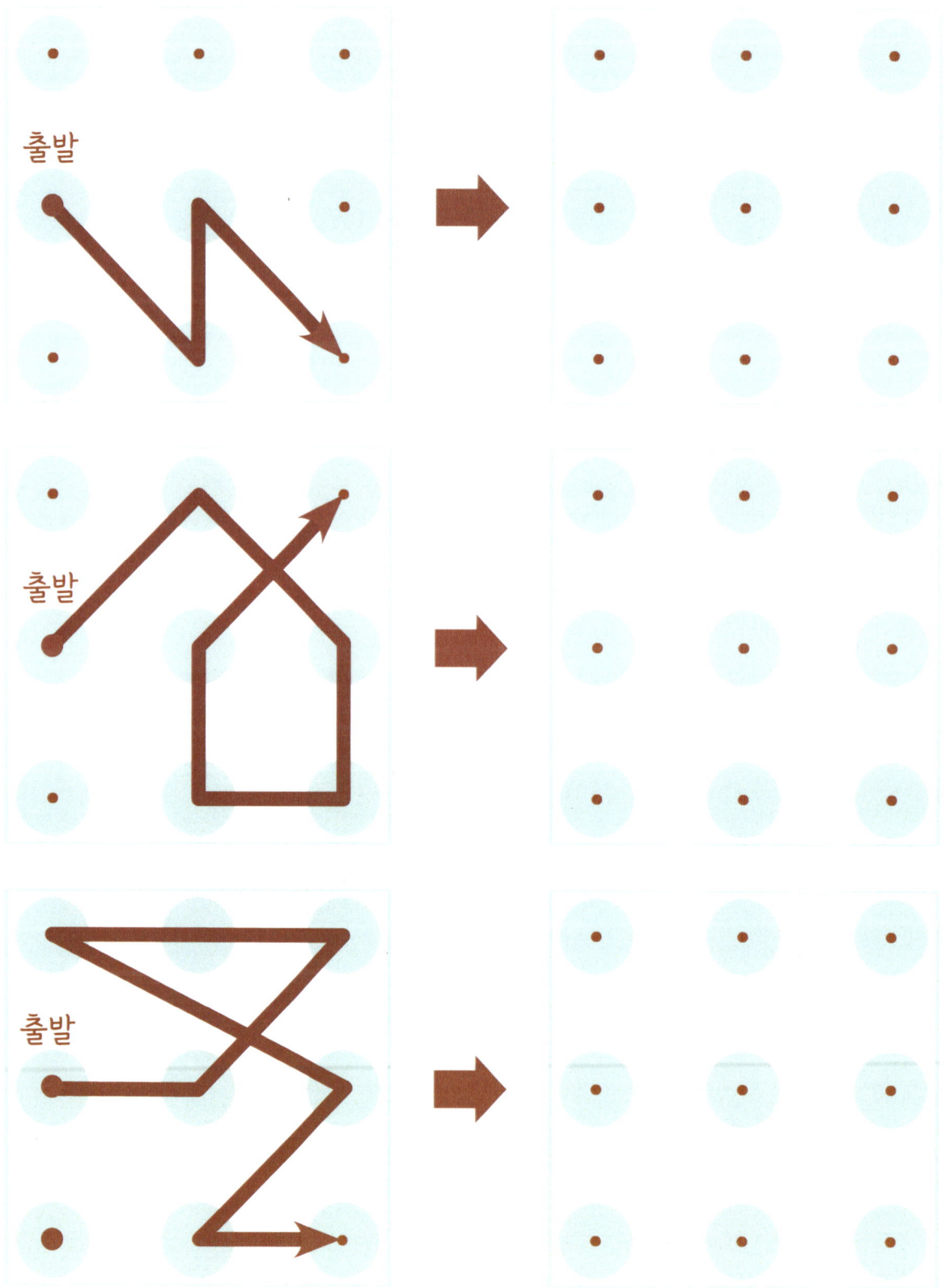

채소 가게 가는 길

싱싱한 채소를 사러 가려고 해요. 채소 가게로 가는 길을 찾아보세요.

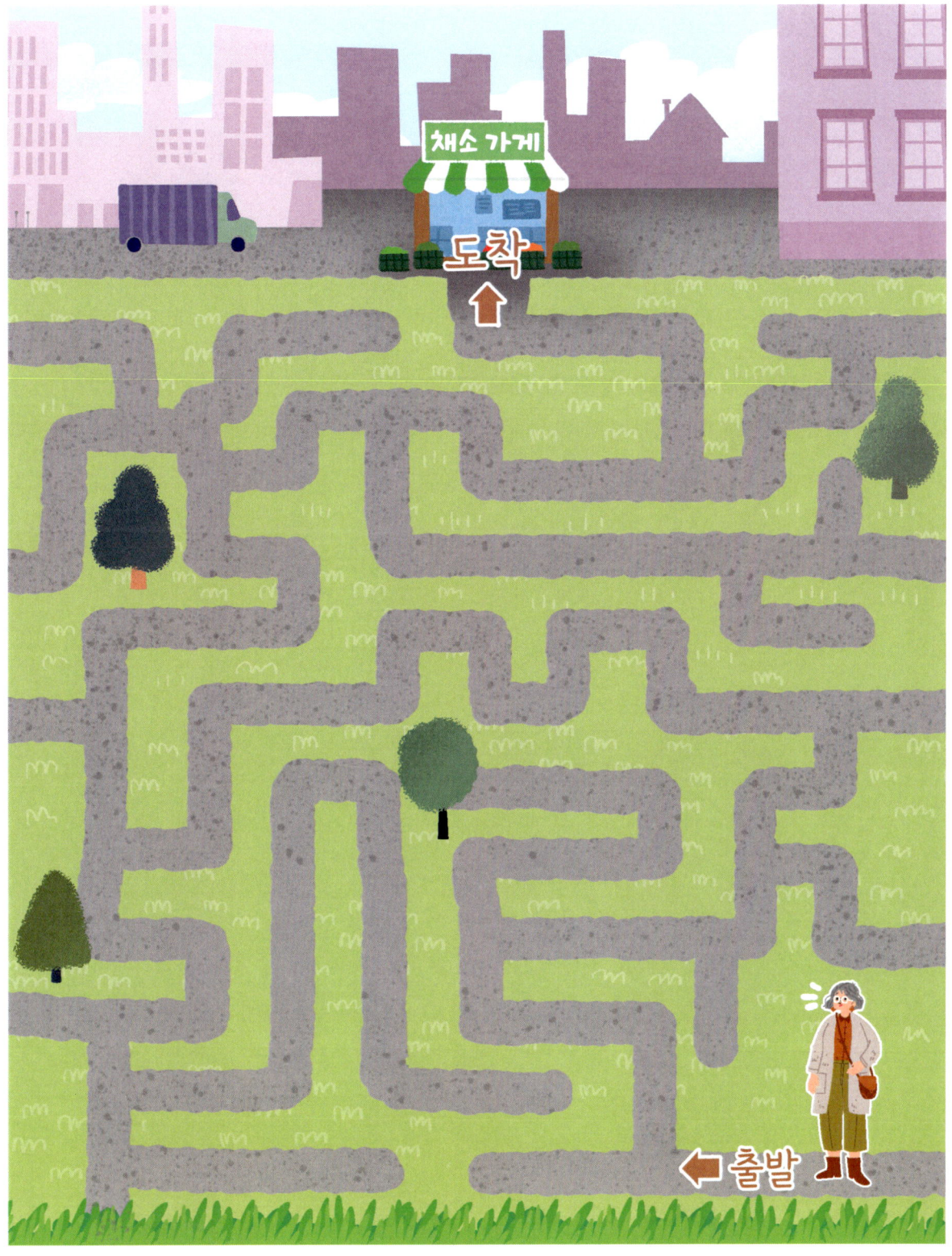

고추잠자리 세어보기

많은 곤충들 중 고추잠자리는 모두 몇 마리인지 세어보세요.

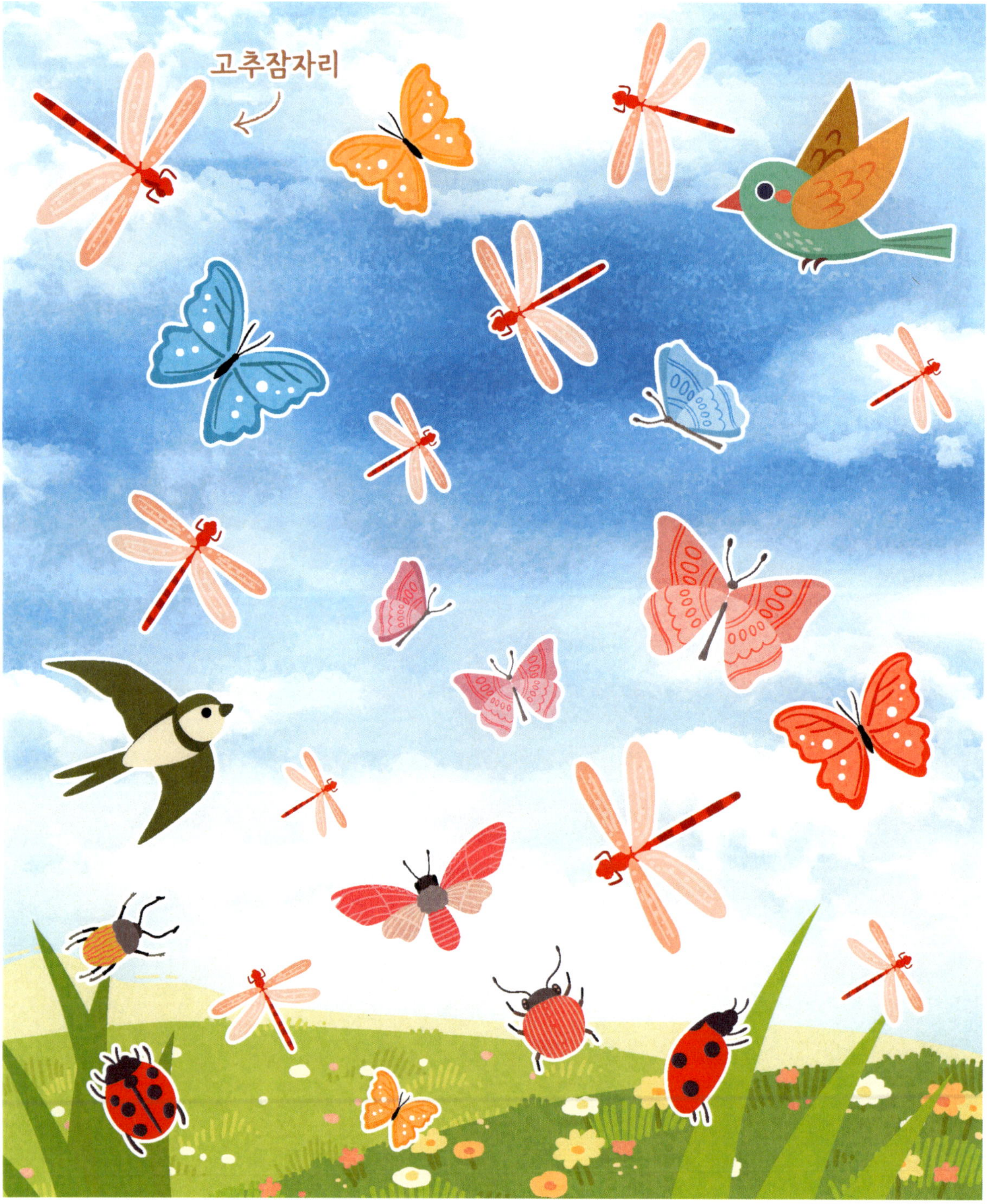

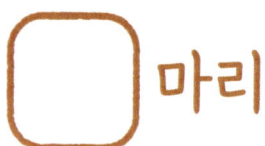마리

연산 미로

연산의 값이 10이 되는 상자만 색칠하며 도착까지 가보세요.

출발 7+5-2	24+13	4+1+8	6-3-1	9+14
6+11-7	1+1+2	20-10-10	1+5+5	3+19-3
11+4-5	13-1-2	0+5+5	4+2+4	5+5+5
7+3-5	31+1-10	8-1-3	10+0	30-10
13-4	40-20	18-4	1+9-0	4-1-1
2+8+1	3+6	4+11	23-13	도착

그림 색칠하기

아래 그림을 원하는 색으로 자유롭게 색칠해 보세요.

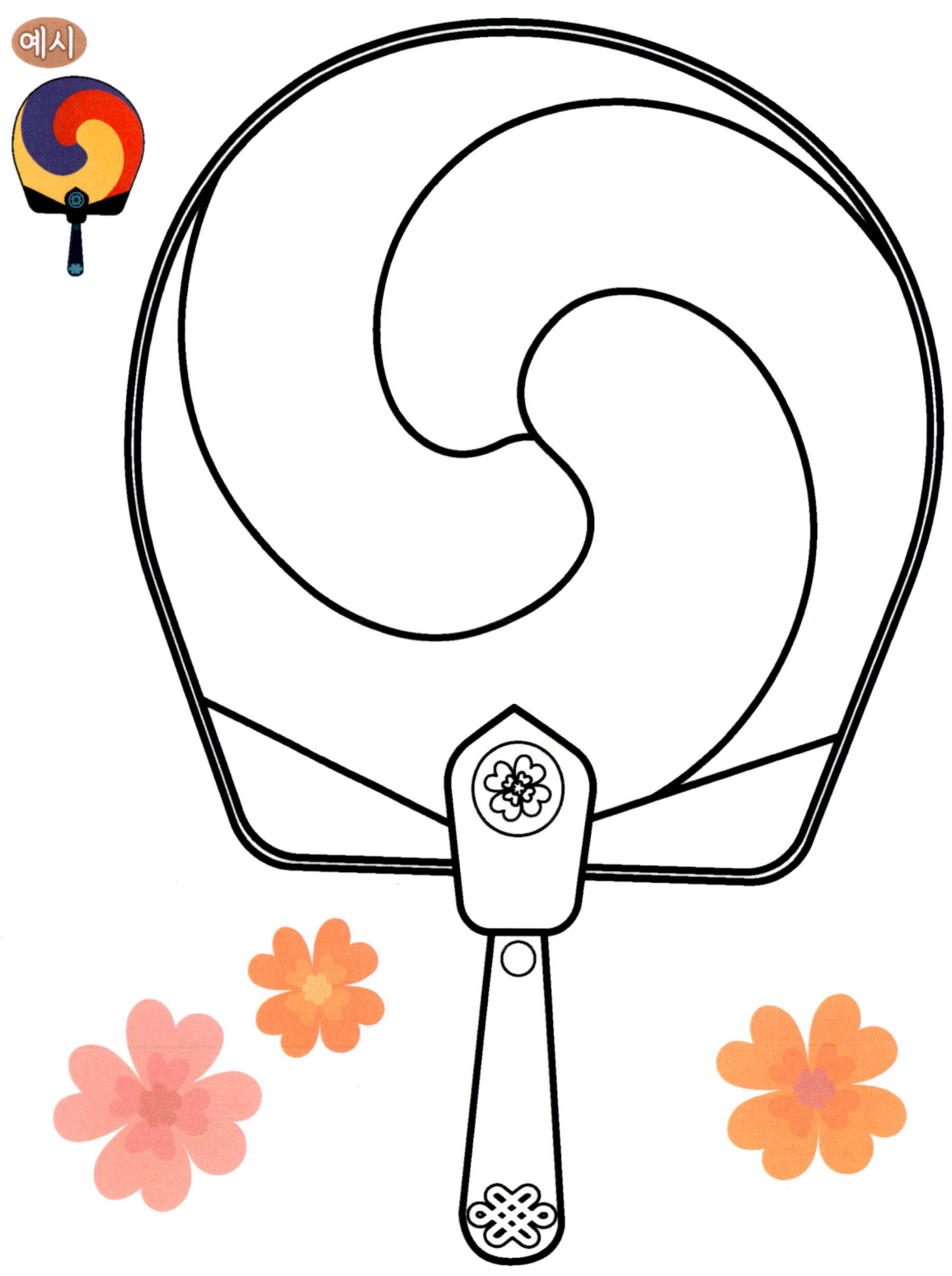

집중력 훈련 년 월 일 요일

좋아하는 과일

사다리를 따라가 각자 좋아하는 과일이 무엇인지 알아보고, 글자를 따라 써보세요.

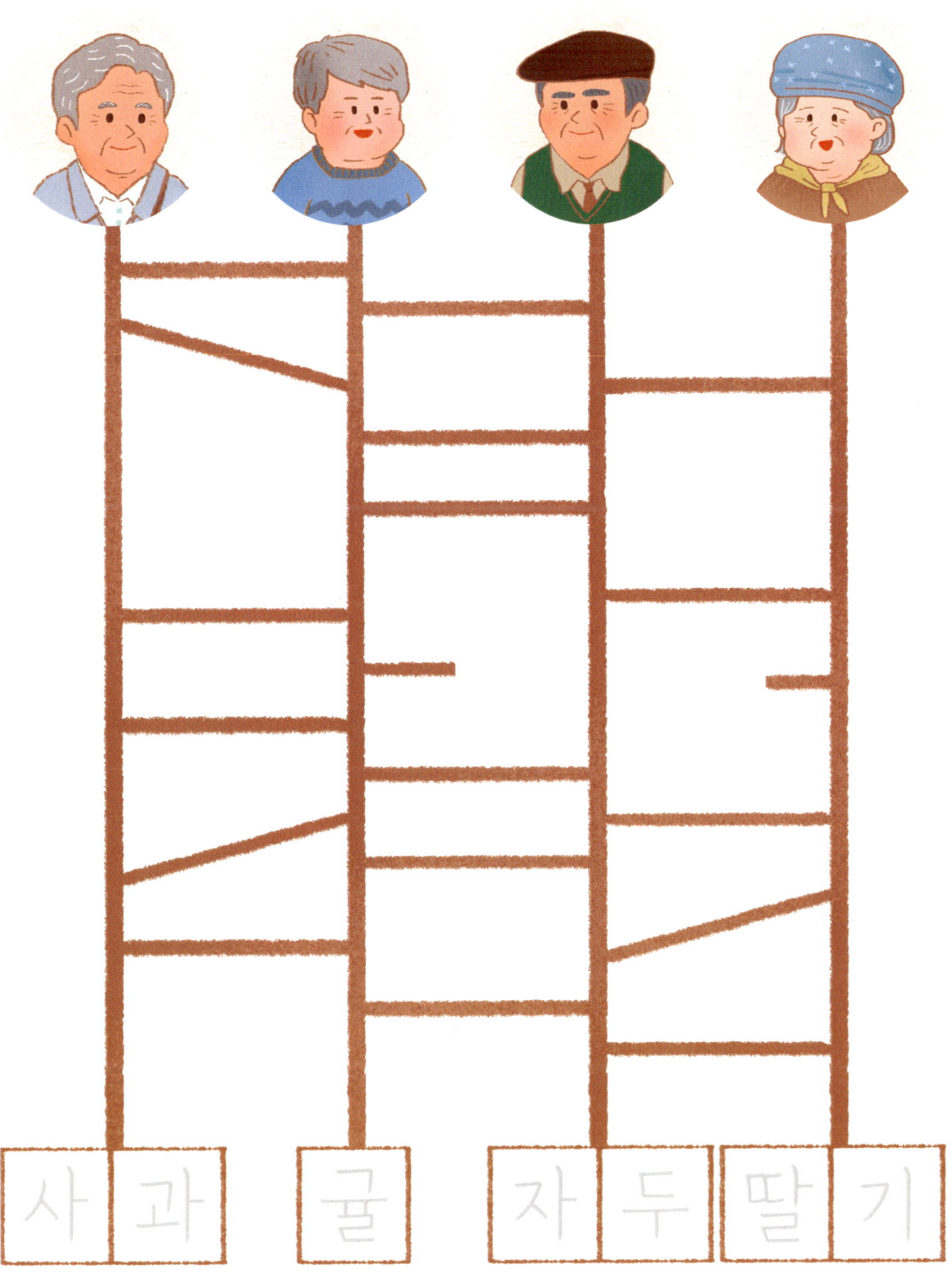

조각 퍼즐

조각이 들어갈 알맞은 위치를 찾아 선으로 연결하세요.

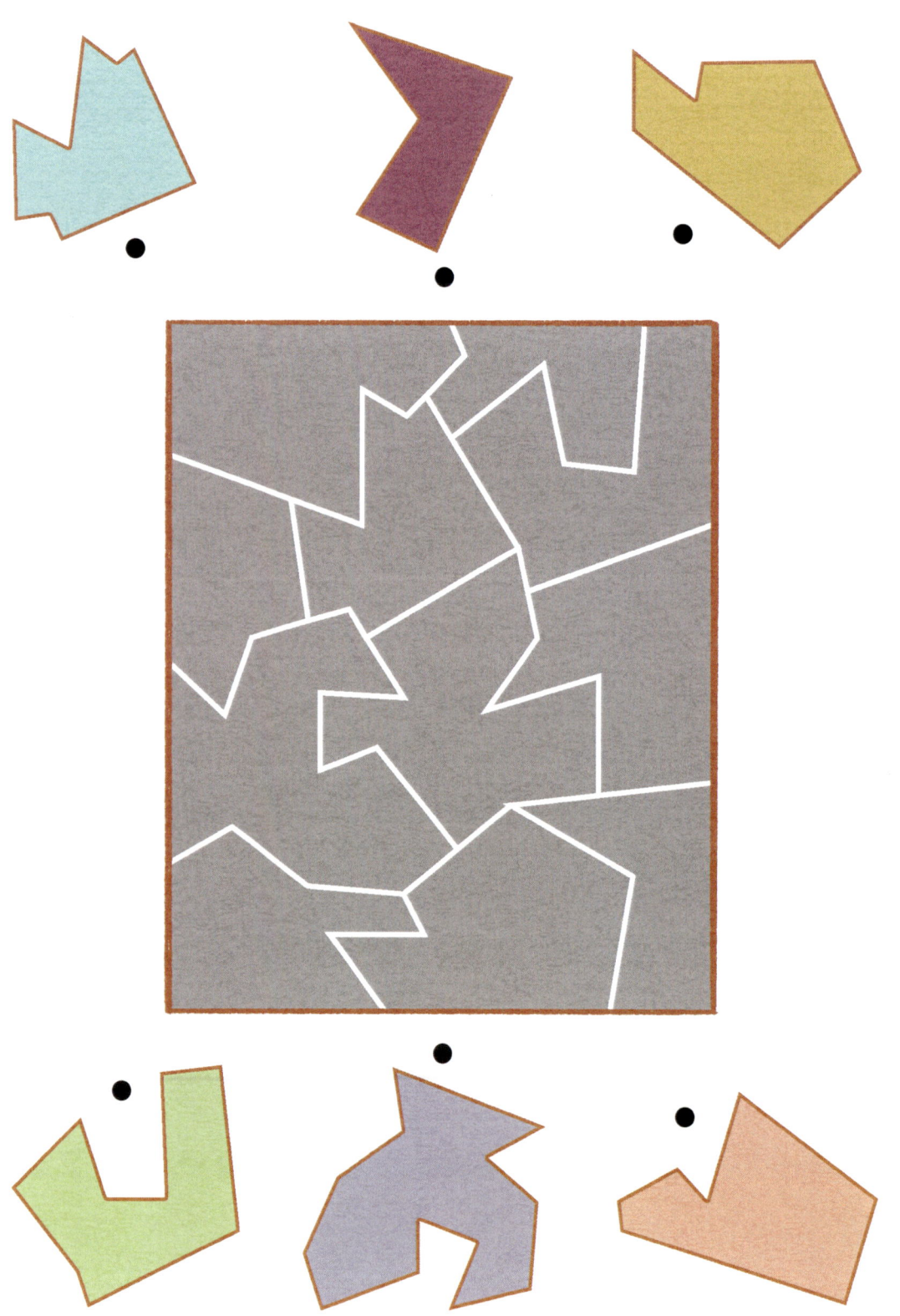

한자 따라 쓰기

한자의 음과 훈을 소리 내어 읽고 따라 써보세요.

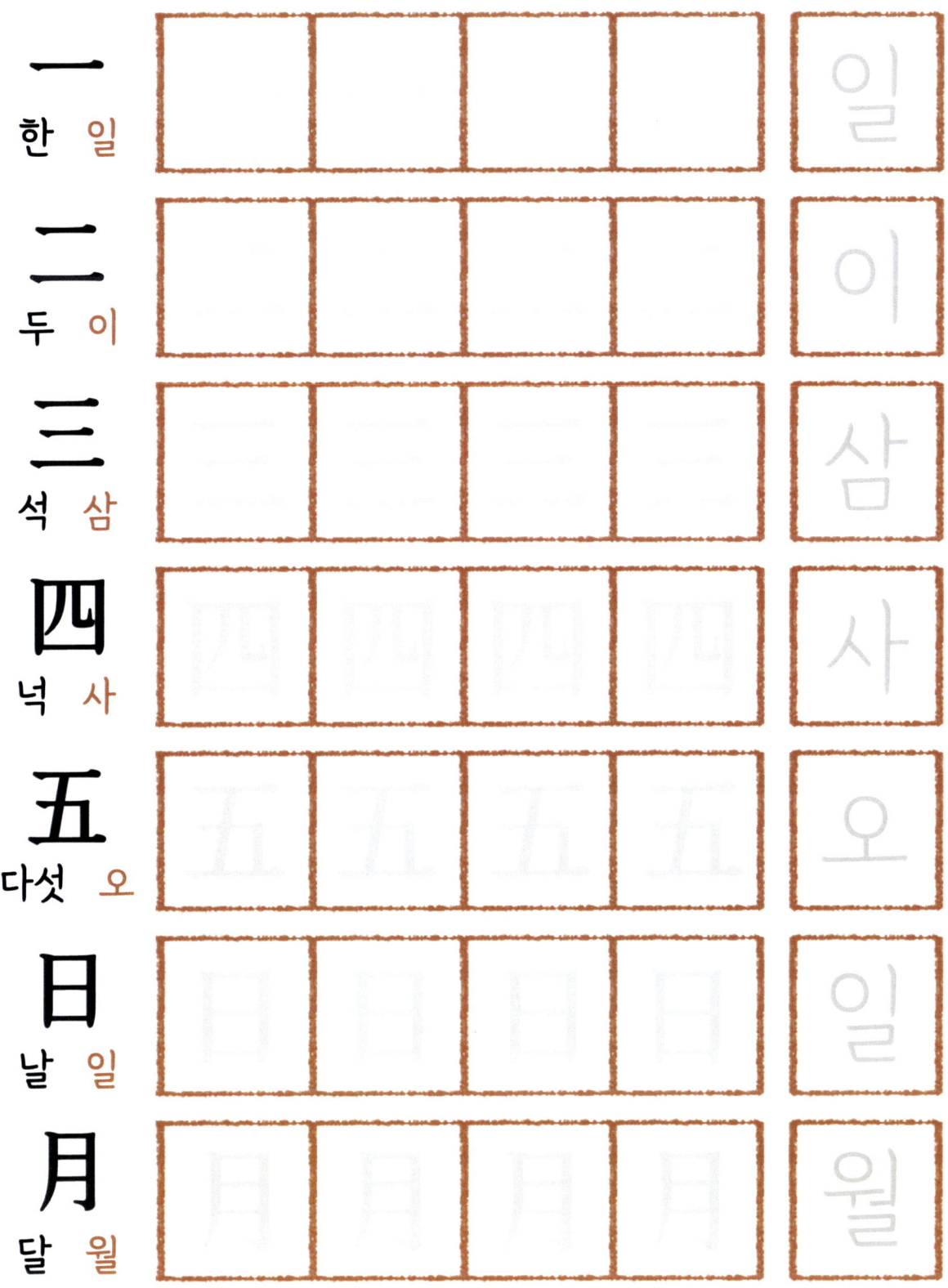

현실감각 훈련

장소 알아보기

현재 내가 있는 장소에 대해 생각해 보며 아래 질문에 답해보세요.

현재 내가 있는 장소는 어디인가요?

이곳에 어떤 방법으로 왔나요?

이곳은 몇 층인가요?

이곳의 출입문은 나를 기준으로 어느 방향에 있나요?

현재 눈에 보이는 물건 5가지를 적어보세요.

어제 일기

어제의 모습을 떠올리며, 어제의 일기를 적어봐요.

✽ 어제 날씨는 어땠나요?

✽ 어제 기분은 어땠나요? 나의 모습을 그려봐요.

😋 좋았어요.   😐 보통이었어요.   😔 우울했어요.

🙂 괜찮았어요.   😠 화났어요.   😢 슬펐어요.

✽ 어제는 어떤 음식을 먹었나요?

아침: _____

점심: _____

저녁: _____

간식: _____

가장 맛있었던 음식: _____

✽ 어제 어떤 사람을 만났는지 적어보세요.

_____

✽ 어제 어떤 곳에 갔는지 적어보세요.

_____

✽ 어제 무슨 일을 했는지 적어보세요.

_____

_____

정답

p.1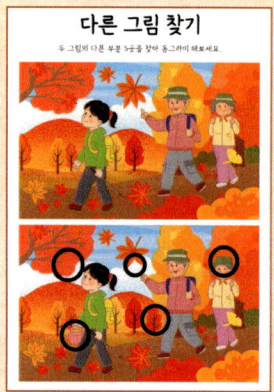

p.2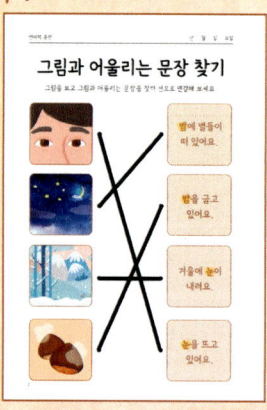

p.4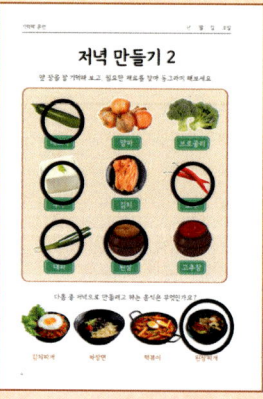

p.5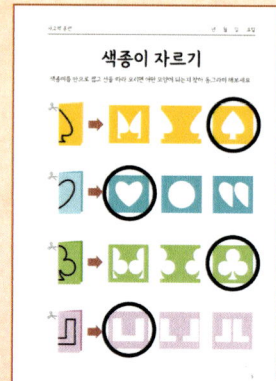

p.8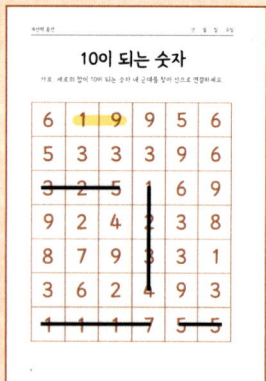

p.10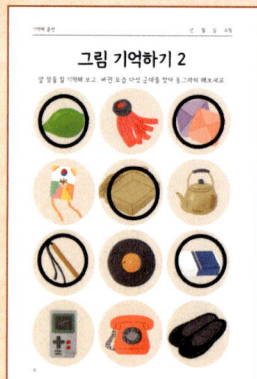

p.11
가로 1번 : 김장
가로 2번 : 주머니
가로 3번 : 토끼
세로 1번 : 김밥
세로 2번 : 주차장
세로 3번 : 조끼
세로 4번 : 토마토

p.12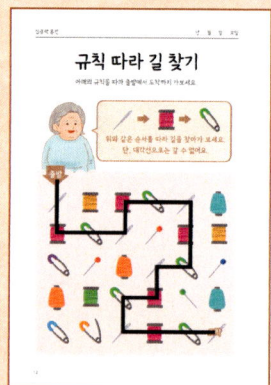

p.13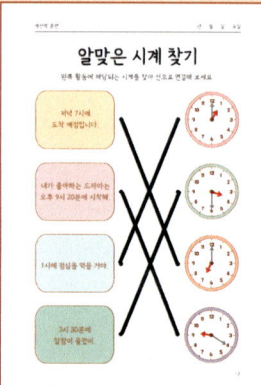

p.15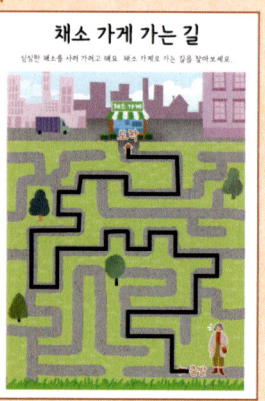

p.16
10마리
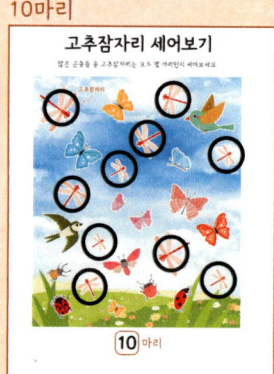

p.17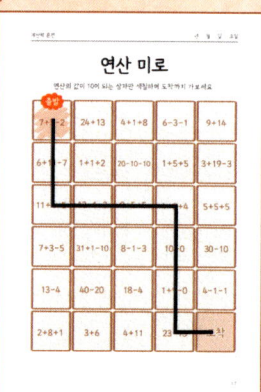

p.19
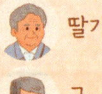 딸기
 귤
 자두
 사과

p.20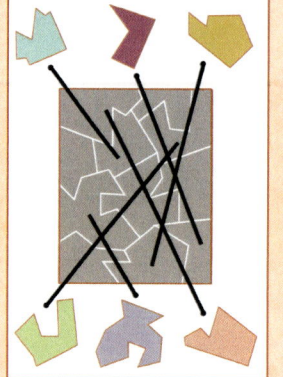